LES INDICATIONS MÉDICALES

DE

VERNET-LES-BAINS

Station Thermale et Climatérique

par

Le Docteur Ambroise BOUCHAGE

de la Faculté de Paris

Membre du Collège Royal des Chirurgiens d'Angleterre

et Licencié du Collège Royal des Médecins de Londres.

Ancien Médecin-Assistant à l'Hôpital Français de Londres

LES INDICATIONS MÉDICALES

DE

VERNET-LES-BAINS

Station Thermale et Climatérique

par

Le Docteur Ambroise BOUCHAGE

de la Faculté de Paris

Membre du Collège Royal des Chirurgiens d'Angleterre

et Licencié du Collège Royal des Médecins de Londres.

Ancien Médecin-Assistant à l'Hôpital Français de Londres

TABLE DES MATIÈRES

AVANT-PROPOS.

CHAPITRE I. — Les Ressources de la Station 1

Les Etablissements Thermaux. — Composition des Eaux.
— Modes d'application des Eaux. — Le Climat. —
Les Adjuvances de la Cure.

**CHAPITRE II. — Les Indications des Eaux thermales
sulfurées sodiques en général** 12

La Cure de boisson. — Les Applications externes. —
La Cure thermale sulfurée sodique à Vernet-les-Bains.

**CHAPITRE III. — Indications médicales de premier
plan** 23

Les Affections dites Rhumatismales 23

Polyarthrite rhumatismale aiguë. — Pseudo-rhumatismes
infectieux. — Rhumatisme chronique progressif. —
Rhumatisme dyscrasique. — Formes extra-articulaires
du rhumatisme. — Goutte chronique.

Les Affections Traumatiques Chirurgicales 34

Fractures. — Entorses. — Luxations. — Ankyloses et
arthrites traumatiques.

IV

Les Maladies des Voies respiratoires............... 39

Modes d'application des Eaux aux Voies respiratoires. —
Action climatérique. — Affections du nez. —
Affections du pharynx. — Affections du larynx.
— Affections de la trachée des bronches et des
poumons.

Les Dermatoses.................................... 49

Maladies parasitaires. — Affections cutanées.

L'Avarie. 53

Les Anémies diverses............................. 54

CHAPITRE IV. — Indications médicales secondaires.. 56

Maladies des voies digestives. — Affections utéro-
annexielles. — Maladies du système nerveux.

CHAPITRE V. — Conclusion 62

Résumé et Contre-Indications.

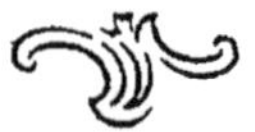

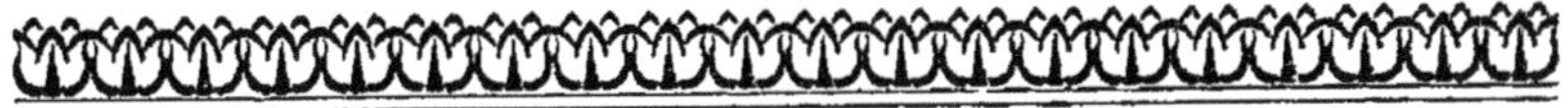

AVANT-PROPOS

De tous temps, semble-t-il, par un acte de foi instinctif en la Mère-Nature, les hommes ont cherché remède à leurs divers maux en baignant leurs corps usés ou malades dans certaines eaux réputées curatives, en buvant à certaines sources qu'ils pensaient capables de leur rendre force et santé.

Pendant très longtemps l'empirisme et la routine présidèrent seuls à l'application de ce remède naturel, comme à l'explication des phénomènes observés, et plus d'un esprit sceptique pouvait se gausser de cette médication au même titre que des « simples » des « bonnes femmes » ou des remèdes mystérieux des sorciers. Encore ces mêmes railleurs étaient-ils tout prêts à venir demander à ces eaux de santé secours et guérison lorsque la souffrance était venue déconcerter leur joyeux et brillant scepticisme.

A la lumière des récentes découvertes, bon nombre des *vertus* jusqu'ici inexpliquées des sources thermales ont trouvé leur raison scientifique, et tous les jours se soulève un peu plus le voile mystérieux qui entoure leurs origines, leurs propriétés et leurs modes d'action. Les faits d'amélioration et de guérison, que la sanction des âges avait déjà consacrés dans l'esprit des peuples, ont maintenant trouvé une base scientifique sur laquelle appuyer sans crainte les merveilles de leurs cures.

Grâce à des recherches actives sur l'origine des eaux minérales, en particulier grâce aux beaux travaux d'Armand Gautier, nous avons été éclairés sur les mystères de la formation, d'une part des *eaux d'infiltration*, les *eaux neptuniennes* de Landouzy, et, d'autre part, des *eaux vierges* ou *primitives*, *d'origine ignée*, les *eaux plutoniennes* de Landouzy. En ce qui concerne les *eaux vierges* ou *primitives*, nous avons appris comment leurs éléments épars dans le noyau igné, au-dessous des roches cristallines, où ils existent dans des conditions de température et de pression que notre esprit a peine à concevoir, montent vers la surface en un flux incessant de vapeurs et de sels volatils; comment, au cours de la montée, le refroidissement progressif permet aux éléments de l'eau de s'unir, puis de se liquéfier, et enfin de se charger peu à peu, par dissolution, des divers principes qu'ils rencontrent; comment enfin, par la voie des failles rocheuses ou des filons métalliques, ces eaux thermo-minérales ainsi constituées sont amenées jusqu'au griffon des sources.

Grâce encore aux notions de mieux en mieux précisées par les physiciens des états d'*ionisation* des sels et de tous les corollaires qui en dépendent : *pression osmotique, point cryoscopique, conductibilité électrique*, notions qui trouvent leurs applications directes dans la jeune science des eaux minérales; grâce enfin aux découvertes récentes des rapports des phénomènes de *radio-activité* avec les gaz et les émanations que la plupart des eaux thermo-minérales dégagent, nous sommes arrivés à une conception plus claire, plus exacte, mieux adaptée aux effets surprenants de la thérapeutique hydrologique dont la composition chimique seule ne suffisait pas à rendre compte.

Et c'est ainsi que, par corroboration de tous ces faits scientifiques, de toutes ces découvertes successives dans les diverses branches de la Science, s'est opérée peu à peu aux yeux des plus incroyants une sorte de réhabilitation scientifique de la « *Ville d'eaux* ». Tandis que, s'expliquant mieux les causes et pouvant, par suite, mieux nuancer les effets, les médecins hydrologues donnaient aux sources toute leur valeur thérapeutique et affirmaient ainsi de plus en plus leur incontestable utilité.

Actuellement, chacune des nombreuses sources thermo-minérales, dont la France est si riche, a désormais acquis, par voie de la science, droit de cité dans la pharmacologie. Car, ce que ces sources déversent, c'est bien « *la matière médicale minérale organisée vivante* » dont parle M. Landouzy, et ceux qui en utilisent les forces savent bien quels effets surprenants, quelquefois même inattendus, inespérés, on peut en tirer, alors que toute l'autre pharmacopée, « *la matière médicale minérale morte* », est demeurée, malgré de multiples essais, inutile ou décevante.

Encore est-il que, comme toute autre médication, la cure thermo-minérale doit être appliquée avec raison, tact et discrétion, sous peine de voir le mal qu'elle devait soulager ne pas céder et quelquefois s'aggraver. C'est pourquoi il importe avant tout que le malade soit dirigé sur celle d'entre les villes d'eaux qui peut lui assurer les meilleures chances de soulagement ou de guérison.

Nous allons donc ici, après avoir défini les ressources que Vernet-les-Bains présente au double point de vue de ses eaux et de son climat, tâcher de dégager avec autant de précision que possible quelles seront les indications médicales de cette station en particulier.

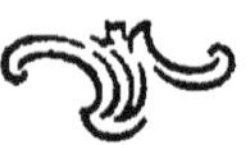

LES INDICATIONS MÉDICALES

de

VERNET-LES-BAINS

Station Thermale et Climatérique

I

Les RESSOURCES de la STATION

Campé par 650 mètres d'altitude, au pied du célèbre massif du Canigou qui termine du côté méditerranéen la chaîne des Pyrénées, Vernet-les-Bains, situé à 52 kilomètres de Perpignan, présente de tous côtés des paysages qui lui ont valu une juste réputation dans les annales du Tourisme.

Déjà connus dans l'antiquité, les thermes du Vernet apparaissent pour la première fois dans l'Histoire lorsqu'ils sont, par acte officiel, attribués en propriété aux abbés de Saint-Martin-du-Canigou au XIIᵉ siècle. Un établissement thermal rudimentaire y fonctionnait déjà pour le plus grand bien des malades, et la renommée fut bientôt suffisante pour qu'en 1698 un hôpital militaire y soit installé, et, qu'en 1754, Venel de Montpellier chargé par le Gouvernement d'en étudier les eaux, vante leur excellence et leur valeur curative.

Les eaux du Vernet possèdent donc des lettres de noblesse qui remontent assez haut dans le temps pour leur assurer une bonne place parmi les stations similaires. Ce n'est toutefois que depuis quelques années que, d'une part les moyens de communication plus faciles, et, d'autre part une mise en valeur plus active, ont permis à Vernet-les-Bains de se faire mieux connaître et de faire mieux apprécier les effets bienfaisants de ses eaux, la douceur de son climat et le charme de son site.

Les Etablissements thermaux.

Correspondant à deux groupes de sources séparés par la rivière Cady, il existe au Vernet deux établissements où les malades peuvent trouver pour la cure une diversité de composition et une gamme de thermalité rares et précieuses.

L'établissement dit *des Commandants*, adossé à la muraille rocheuse de la Pena, abrite et dispense les sept sources suivantes :

Source Comtesse (8°) ;
Source Santé (32°) ;

Source Elisa (33°) ;
Source Saint-Sauveur (50°) ;
Source Barréra (52°) ;
Source Vaporarium (53°) ;
Source du Parc (66°).

On remarquera de suite l'heureuse variété que ces sources présentent dans leur thermalité. Plusieurs d'entre elles ne peuvent même être utilisées directement par le malade à cause précisément de leur thermalité trop élevée. Toutefois, pour pouvoir les utiliser immédiatement après leur sortie du griffon, sans qu'elles aient eu le temps de rien perdre de leurs vertus, les eaux d'une source de température moins élevée, la source Santé (32°), leur sont mélangées en quantité variable, suivant le degré de chaleur que l'on recherche.

Sur la rive gauche du Cady, d'installation plus récente, se trouve l'établissement des *Thermes Mercader.*

Là encore nous allons trouver des variations utiles, quoique moins nombreuses, dans la thermalité et la composition des eaux qui y sont abritées :

Source Casteil (35°) ;
Source Providence (39°) ;
Source Doña Amélia (40°) ;
Source Ursule (42°).

Composition des Eaux.

Pour guider l'esprit du lecteur sans lui imposer une longue énumération, nous adopterons une formule générale en disant que les eaux du Vernet sont des *eaux sulfurées, sodiques, hyposulfitées, alcalines, silicatées, riches en glairine;* et, pour caractériser chaque établissement, nous donnerons l'analyse d'une des sources qui s'y trouvent :

ANALYSE : Composition par litre :

LE VAPORARIUM

Alcalinité	0.0726 ($SO^4 H^2$)
Sulfure de sodium	0.0189
Hyposulfite de sodium	0.0032
Silicate de sodium	0.0286
Silice libre	0.0422
Bicarbonate de sodium	0.0621
Bicarbonate de calcium	0.0073
Bicarbonate de fer	traces
Sulfate de sodium	0.0327
Sulfate de potassium	0.0083
Sulfate de magnésium	traces
Chlorure de sodium	0.0151

Matières organiques	0.0127
Résidu sec	0.2350

SOURCE URSULE

Alcalinité	0.0727 ($SO^4 H^2$)
Sulfure de sodium	0.0156
Hyposulfite de sodium	0.0048
Silicate de sodium	0.0280
Silice libre	0.0418
Bicarbonate de sodium	0.0608
Bicarbonate de calcium	0.0076
Bicarbonate de fer	traces
Sulfate de sodium	0.0306
Sulfate de potassium	0.0053
Sulfate de magnésium	traces
Chlorure de sodium	0.0136
Matières organiques	0.0124
Résidu sec	0.226

L'ensemble du débit de toutes ces sources forme l'imposant total de 373.943 litres par 24 heures. « C'est une véritable rivière sulfureuse qui coule à Vernet-les-Bains! », ainsi que le disait ici même M. Landouzy lors d'un voyage d'étude hydrologique qu'il y dirigeait en 1903.

Modes d'Application des Eaux.

Cet énorme débit permet aux Etablissements thermaux, outre l'alimentation de *sept buvettes*, toutes les
applications hydrothérapiques en usage dans les diverses
stations de même ordre. Les sept buvettes, autour
desquelles viennent se grouper les baigneurs matin et soir,
portent les noms des sources dont leur eau provient :
Source Elisa, Source Barréra, Source Vaporarium,
pour l'Etablissement des Commandants ; Source Ursule,
Source Providence, Source Casteil, Source Doña-
Amélia, pour l'Etablissement des Thermes Mercader.
Quant aux applications externes des eaux elles se font
de multiples manières : *bains* simples à *eau dormante*
ou à *eau courante*, *douches* de toutes catégories : froides,
chaudes, tièdes, ou écossaises, données à la lance, en
cercle, ou en pluie, à des pressions pouvant atteindre
14 mètres. Des installations toutes modernes permettent
de donner la *douche-massage*, ou *massage sous l'eau*,
telle qu'on la pratique à Aix-les-Bains, mais avec
l'avantage que la position couchée donnée ici au malade
favorise mieux la résolution musculaire nécessaire pendant le massage. Une autre forme de douche, parfois
très utile à posséder, et dont est pourvu l'Etablissement
des Commandants, est la douche sous-marine ou *Tivoli*.

Enfin, luxe bien rare, ce même établissement possède une piscine d'eau thermale de 55 mètres carrés où l'on peut nager à l'aise.

La haute thermalité des eaux a permis, en outre, l'installation d'une *salle de humage*. Les vapeurs naturelles dégagées par les sources arrivent à la gorge du malade à une température de 45° et des dispositifs variés permettent, grâce à une graduation facile à régler, d'administrer, soit le *humage sec*, soit le *humage humide*.

Ces mêmes vapeurs naturelles à 45°, amenées dans une caisse de Berthe, permettent l'application de *bains de vapeur*, *généraux* ou *locaux*, dont le succès thérapeutique est si vanté dans les rares stations qui en possèdent.

Citons encore comme autres modes d'application des eaux sulfurées sodiques de Vernet les *pédiluves*, les *gargarismes*, les *bains nasaux* donnés à la pipette de Depierris, les *entéroclyses* et les *douches vaginales*.

D'autre part, un *bain de lumière électrique* (système Dowsing), que l'on peut employer en bain général et en bain local, ainsi qu'une *salle de gymnastique* spécialement aménagée, peuvent présenter, dans certains cas, un concours utile pendant la cure thermale.

Cette énumération permettra de dire que les établissements du Vernet sont pourvus des diverses installations modernes qui permettent au médecin toutes les applications thérapeutiques nuancées qu'il désire.

Avant de terminer ce qui a rapport à la question des eaux de la station, nous voulons dire quelques mots de la présence à Vernet-les-Bains d'une source d'eau potable extrêmement pure et légère qui sourd des granits de la Pena, et grâce à laquelle les malades peuvent faire sur place, et tout en suivant la cure thermale, une véritable *cure de lavage*. Cette source abondante a été dénommée la *Source Pilar*, et elle jouit, tant dans l'opinion des médecins de la station que dans celle des malades, d'un juste renom pour sa légèreté, sa fraîcheur, son bon goût d'eau pure.

Le Climat.

Mais, outre l'abondance, la variété et la qualité de ses eaux, il est un autre privilège dont Vernet peut se vanter à bon droit : c'est son excellent climat.

Situé au milieu des montagnes, dans un grand cirque que traverse les eaux rapides du Cady, la station se trouve, remarquablement abritée, à une altitude moyenne de 650 mètres. Du côté du Nord, une triple enceinte montagneuse barre complètement l'accès aux vents violents et froids de la plaine, et, tandis que l'énorme massif du Canigou garde la vallée des vents de l'Est, le massif de la Pena et ses contreforts la protègent du côté du Sud et de l'Ouest. L'été, en revanche, les courants atmosphériques frais qui descendent des montagnes des alentours, et qui circulent tranquillement dans le fond de la vallée, tempèrent ce que les ardeurs d'un soleil méridional pourraient avoir d'excessif là où manque l'ombre des arbres ou des montagnes. Cette température, d'ailleurs, grâce à l'absence des vents qui déséquilibrent si facilement les climats, présente une remarquable moyenne de 13°, se répartissant ainsi dans l'année : moyenne de la température des mois d'hiver : 8°; moyenne de la température des mois d'été : 18°. Pour l'hiver, d'ailleurs, cette température moyenne pourrait être de beaucoup relevée si, au lieu de la moyenne du nyctémère complet, on considérait seulement la moyenne des heures où le malade peut sortir, c'est-à-dire les heures comprises entre 10 heures du matin et 5 heures du soir.

La pression barométrique moyenne est de 710 en été et oscille entre 700 à 710 en hiver. Quant à la moyenne hygrométrique de l'année, facteur si important à considérer pour une station qui, comme nous le verrons, réclame des rhumatisants et des catarrheux, elle est de 59, ce qui range Vernet nettement parmi les climats secs. On compte dans l'année en moyenne 101 jours beaux, 37 jours nuageux avec soleil intermittent et 43 jours couverts.

D'ailleurs, étant donnée la déclivité marquée de la vallée (250 mètres de pente sur une longueur de 5 kilomètres), étant donnée la perméabilité d'un sol fait d'alluvions anciennes, les eaux de pluie ne sauraient y stagner longtemps.

Les Adjuvances de la Cure.

Il faut, enfin, parler d'un dernier point, car c'est souvent de lui que dépendent non seulement l'agrément du malade, mais, parfois aussi pour une part, le succès de la cure thermale. Il s'agit de l'aménagement des hôtels et des ressources que comporte la station tant au point de vue des promenades que des distractions. Il importe, en effet, que le patient trouve autour de lui ses aises et un confort suffisant, afin qu'il ne soit point inquiété, ennuyé, au long du jour ou de la nuit, par quelque détail mesquin que sa mentalité de malade exagère encore. Il faut, d'autre part, que durant les heures que la cure lui laisse libres, lorsque la convalescence s'établit, il puisse commodément se distraire et se fortifier par des promenades faciles et agréables. Tout ceci, Vernet-les-Bains le possède : ses hôtels et ses villas particulières peuvent contenter les plus difficiles, et ses environs les plus immédiats comme les plus éloignés abondent en belles promenades de toutes sortes, aussi bien pour les malades que pour les personnes valides.

La situation privilégiée de Vernet-les-Bains lui permet de recevoir deux courants de clientèles pendant l'année.

En hiver, les malades des climats froids et humides du Nord viennent y chercher le soleil et un climat sec, tout en bénéficiant d'une cure thermale qu'ils ne pourraient trouver chez eux à ce moment de l'année. En été, ce sont les malades des régions plutôt chaudes qui la fréquentent, et Français et Espagnols y trouvent également les avantages de la cure et d'une station fraîche au sein des montagnes.

Après un court chapitre rappelant les indications générales de la cure sulfurée sodique, nous soulignerons les avantages spéciaux que Vernet-les-Bains nous paraît présenter et nous passerons ensuite en revue les maladies et affections diverses qui peuvent y être améliorées ou guéries.

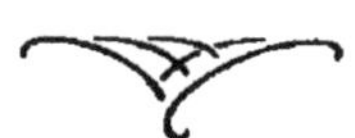

II

LES INDICATIONS DES EAUX THERMALES SULFURÉES SODIQUES EN GÉNÉRAL

Dans les sources qui jaillissent du sol à une haute thermalité, comme c'est le cas pour la plupart des eaux sulfurées sodiques, il y a, outre les facteurs chimiques qui s'y trouvent, des facteurs très importants à considérer parce que, d'une part ils semblent exercer par eux-mêmes des actions considérables et que, d'autre part ils favorisent grandement l'action de ces facteurs chimiques eux-mêmes. Ce sont : le *degré de cette thermalité* même qui, on le sait, en agissant sur le nombre et la vitesse des ions, règle en partie les phénomènes de la conductibilité électrique; l'*état d'ionisation* plus ou moins parfait des éléments; la proportion des *gaz dissous* et des *émanations* incorporées; la grandeur et le signe des *phénomènes électriques;* les *phénomènes de radio-activité* présents dans la plupart de ces sources; et enfin, l'*état colloïdal* où se trouvent peut-être leurs éléments métalliques.

Mais, de toutes ces actions, nous ne parlerons guère

ici, car la place nous manque pour un développement plus complet, et parce que d'autre part, pour bien réelles qu'elles soient, elles demandent encore certains éclaircissements et certaines précisions scientifiques. Toutefois, il ne faudra pas oublier que ces facteurs multiples encore peu connus deviendront probablement capables un jour de rendre compte des remarquables effets des eaux thermo-minérales dans tout ce qui les différencie des simples solutions chimiques.

Ici, nous nous contenterons de passer en revue rapidement les principales propriétés des éléments minéraux contenus dans les eaux sulfurées sodiques du type de Vernet-les-Bains.

La Cure de Boisson.

Examinons tout d'abord ce que devient dans l'organisme l'eau minérale prise en boisson.

Dans l'estomac, au contact de la muqueuse acide, les *sulfures alcalins* laissent dégager une grande quantité de gaz $H^2 S$. De ce gaz, une partie s'élimine par les émissions gazeuses plus ou moins abondantes qui se produisent assez rapidement après l'absorption; l'autre partie passe des voies digestives (estomac, duodénum, intestins) dans le sang. Il se produit alors une série de transformations dont nous connaissons la valeur sans en connaître toutes les particularités. On connaît bien les voies d'élimination de ce soufre au niveau des poumons, au niveau de la peau, au niveau de l'intestin, au niveau des reins. Mais ce que l'on sait moins, ce sont les transformations, les combinaisons multiples qui se produisent dans le sang et dans les tissus et qui aboutissent finalement à ce réveil des activités nutritives, à cette stimulation générale que les anciens avaient désignée du mot si juste, si expressif de « *remontement* ».

Certes, les hypothèses ingénieuses ne manquent pas, et, sans être absolument démontrées encore, quelques-unes d'entre elles semblent contenir quelque part de vérité.

Une partie de l'acide sulfhydrique, pénétré dans le sang, se combine au fer des globules rouges. Le reste se décompose au contact de l'oxygène des tissus pour donner de l'acide sulfureux (SO^2) ou bien encore, plus simplement, de l'eau et du soufre. Ce soufre, ainsi libéré de ces combinaisons, subirait alors, peut-être sous l'influence d'une diasthase d'hydrogénation telle que la philothion de Duclaux, une transformation nouvelle en H^2S, lequel se décomposerait ensuite à nouveau en eau et en soufre. Ces transformations, plusieurs fois répétées, seraient bien capables d'impressionner vivement les cellules diverses qui en sont les témoins ou les acteurs, et ainsi, la nutrition générale serait puissamment stimulée par action directe et réflexe.

Peut-être aussi l'impression directe produite par la

présence de H^2S sur les filets sensitifs du nerf vague,
du pneumogastrique, au niveau de l'estomac et de l'intestin, et une action réflexe de répercussion sur les centres
bulbaires de la respiration et de la circulation — les
centres qui règlent directement les phénomènes intimes
de la nutrition — pourraient-elles ainsi servir de base à
une théorie très acceptable.

Dans les explications fournies, tout n'est d'ailleurs
pas aussi hypothétique, et, en particulier, les recherches
de Marcel Labbé à Luchon ont bien montré que
l'activité de réduction de l'hémoglobine dans le sang et
dans les tissus est accrue d'*un tiers* après simple absorption des eaux sulfureuses thermales.

Toutefois, si l'explication de ces faits n'est pas facile,
leur constatation est aisée, et il suffit d'observer, après
quelques jours de cure, le pouls qui devient plus ample,
plus rapide, la température qui s'élève un peu, la diurèse
qui se fait facile et abondante, le visage qui se colore et
qui s'anime, l'appétit qui augmente, pour être bien
convaincu de la réalité de cette action de *remontement*.

Il y a même parfois lieu de surveiller et de tempérer
ce réveil de l'organisme, car il peut dépasser le but utile
et donner, avec quelques troubles gastro-intestinaux,
quelques dixièmes de fièvre, ce que l'on a appelé la *fièvre
thermale* ou *poussée thermale*. Celle-ci d'ailleurs, quand
elle se produit, n'a pas lieu d'inquiéter beaucoup le
médecin ni le malade, car, bien souvent, une fois le

paroxysme passé, un bien-être plus accusé est ressenti de la cure.

Nous venons de voir ce que deviennent après l'absorption buccale les sulfures alcalins. Mais ce ne sont pas là les seuls éléments minéraux à agir. Les *sulfites* et les *hyposulfites* agissent, semble-t-il, dans le même sens, bien qu'à un degré moindre. Ils exercent aussi une *action fluidifiante* sur les matières mucoïdes ou albuminoïdes, action qui a sa grande utilité, nous le verrons, pour la solubilisation des composés mercuriels chez les avariés en traitement.

Parmi les principes alcalins contenus dans les eaux sulfurées sodiques du type Vernet, les *bicarbonates* se trouvent en quantité trop minime pour avoir une action indépendante marquée. Quant à la *silice* et aux *silicates*, ils possèdent une action remarquable dans les affections purulentes des muqueuses, surtout des bronches, dans l'inflammation simple des muqueuses digestives et dans les affections de la peau.

D'autres actions, que l'on connaît encore fort peu, mais sur lesquelles l'attention a été fortement attirée depuis quelque temps par certains auteurs (Garrigou, Ivanesco, Salignat...) ajoutent encore très vraisemblablement leur bénéfice. En effet, il est possible que les *métaux*, malgré leur très faible proportion, aient, grâce à l'état colloïdal probable sous lequel ils se trouvent, des moyens d'action considérables : leur état de division extrême et la facilité avec laquelle ils peuvent se diffuser et agir dans l'organisme pourraient fort bien en rendre compte.

Les Applications Externes.

Il nous reste maintenant à étudier l'action de ces mêmes eaux sulfurées sodiques dans les diverses applications externes que l'on en peut faire. Ces modes d'application varient suivant les effets thérapeutiques que l'on vise et aussi suivant les régions que l'on veut traiter. Nous les avons déjà énumérés plus haut. Voyons maintenant quelles sont les propriétés qui peuvent expliquer leurs effets curateurs dans diverses affections.

Tout d'abord, l'*action parasiticide* et *germicide* des eaux sulfurées est depuis trop longtemps connue de tout le monde pour qu'il soit besoin d'y insister ici. Cette action explique, pour une bonne part, les bienfaits des eaux sulfurées sur les téguments ou les muqueuses infectées.

Il est aussi une action qu'il est facile de constater, au niveau des téguments surtout : c'est *l'action irritative* qui se produit, et qu'il importe, d'ailleurs, de savoir limiter. Cette action d'irritation bien conduite aboutit à un effet heureux. Elle détermine, en effet, un travail énergique des glandes de la peau ou des muqueuses, une modification avantageuse du métabolisme intime des cellules diverses, une excitation salutaire par voie directe ou réflexe des fines terminaisons nerveuses. Ces actions, en définitive, aboutissent aux effets curateurs que l'on observe dans certaines déchéances maladives plus ou moins profondes des téguments ou des muqueuses.

Pour comprendre et mesurer toute la grandeur de ces phénomènes, il importe ici de se rappeler ce que nous disions au début de ce chapitre : à savoir qu'il est, dans une eau thermale, une foule de facteurs que l'on commence à peine de soupçonner à l'heure actuelle et qui, seuls, arrivent à nous expliquer pleinement la puissance thérapeutique de ces eaux. Par leur mise en action simultanée et concordante avec les éléments chimiques, ces facteurs de *thermalité*, de *pression osmotique*, *d'électricité de signe variable*, *d'ionisation*, de *conductibilité électrique*, de *radio-activité*, leur apportent sans aucun doute une aide précieuse, et ceci nous fait mieux mesurer quelle force de pénétration va agir, quelles modifications puissantes vont se produire et quelles énergies nouvelles vont être portées profondément dans les tissus organiques dont la nutrition est déviée ou malade.

Ce que nous venons de dire des eaux sulfurées sodiques dans leurs effets généraux et locaux va nous permettre, d'ores et déjà, d'indiquer de façon générale et brève quelles affections et quelles maladies pourront bénéficier de leurs applications intus et extra.

Les effets généraux de stimulation et de remontement les rendront propres à réveiller une nutrition qui se fait mal, déviée qu'elle a été par une hérédité entachée ou par les désordres d'une santé compromise par les malchances ou les erreurs individuelles. Nous verrons ainsi qu'un grand nombre d'*arthritiques*, de *scrofuleux*, d'*anémiques*, seront soulagés ou guéris par ces eaux.

Les effets locaux parasiticides, stimulants ou rénovateurs de la nutrition les indiqueront tout naturellement dans un grand nombre d'*affections articulaires* et *para-articulaires*, dans un certain nombre de *dermatoses* et d'*affections de la peau*, dans la majorité des *catarrhes des voies respiratoires*. Nous verrons plus loin à préciser ces indications générales.

Auparavant, nous avons à parler d'un facteur très important pour le malade : le milieu climatérique dans lequel la cure thermale pourra s'opérer à Vernet-les-Bains.

La Cure thermale sulfurée sodique à Vernet-les-Bains.

Nous avons déjà vu que le Vernet se range parmi les climats d'altitude moyenne (650^m), à la fois sec (degré hygrométrique annuel 59), ensoleillé et dépourvu de vents. Il nous sera donc facile maintenant d'analyser quels effets le malade venu pour la cure pourra attendre d'un climat de ce type.

Tout d'abord, du fait de l'*altitude*, se produira chez lui une *réaction physiologique* qui est bien connue et bien étudiée aujourd'hui dans ses détails. La différence de pression atmosphérique exige de l'habitant des plaines qui vient à la montagne une adaptation spéciale au milieu nouveau; elle sollicite de l'organisme un effort qui, s'il est proportionné aux capacités de l'individu, se traduira par une action bienfaisante *éminemment tonique*.

Il se produira bientôt, en effet, une suractivité fonctionnelle générale dont il est facile d'apercevoir les signes dans les modifications circulatoires et respiratoires qui se produisent. La respiration se fait plus énergique, l'expansion thoracique devient plus ample et s'exécute avec une remarquable facilité, et, ainsi la circulation d'air plus intense pénètre jusqu'au fond des « *zones paresseuses* » du poumon. D'autre part, la légère accélération du pouls qui survient témoigne d'un passage plus fréquent du sang dans les organes : en particulier dans les poumons, un courant sanguin plus intense vient au devant du courant aérien plus fort. Les échanges respiratoires sont augmentés, la formule hématopoïétique s'améliore rapidement, l'appétit augmente, le teint se colore, le besoin d'exercice naît pour la dépense des forces nouvelles dont dispose l'individu.

Tels sont les effets que l'on peut très vite observer au cours d'un séjour à la montagne. Toutefois, l'effort physiologique d'adaptation ne doit pas dépasser les capacités de réaction du sujet. Vernet-les-Bains, grâce à son altitude moyenne, n'exige qu'un effort qui peut être fourni par la grande majorité, et cependant l'action tonique bienfaisante de son climat n'en est pas moins vite appréciable.

A l'air appauvri et infecté des grandes agglomérations, le visiteur y trouve substitué l'air de la montagne, plus pur, plus chargé d'ozone et presque débarrassé des poussières, microbes et gaz qui chargent l'atmosphère des villes. Ainsi se trouve supprimé, pour ainsi dire, tout nouvel apport d'élément nocif pour les voies respiratoires et pour le tégument cutané.

De plus, l'air remarquablement sec qu'on y respire augmente dans des proportions considérables l'évaporation pulmonaire. De ce fait sont asséchées les muqueuses d'un appareil respiratoire aux secrétions trop abondantes, de ce fait encore, sont favorisées la fonction sudorale et la respiration cutanée.

L'altitude diminuant l'épaisseur de l'écran atmosphérique, l'insolation se fait mieux, et on note de suite la limpidité de la belle lumière qui tombe libéralement du ciel. Cette clarté remarquable stimule favorablement le système nerveux, car, comme l'a dit Le Noir, « la grande clarté développe les sentiments gais », et la beauté des sites n'est pas non plus sans exercer une influence similaire.

Nous savons aussi que les vents, si fréquents à la montagne, sont très rares à Vernet-les-Bains par suite de son heureuse situation topographique. Les légers courants d'air frais qui descendent des montagnes sont suffisants à stimuler l'amplitude respiratoire et à accélérer l'évaporation cutanée, sans cependant soulever les poussières ni énerver les malades.

D'après ces quelques remarques rapides, on voit quels bénéfices spéciaux seront, outre la cure thermale, assurés au malade venu à Vernet-les-Bains avec un état catarrheux des voies respiratoires, avec une dermatose suintante ou avec des manifestations rhumatismales ou goutteuses.

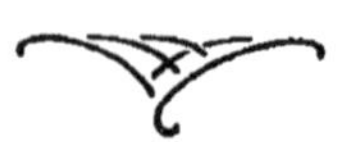

III

INDICATIONS DE PREMIER PLAN

Maintenant que nous avons dégagé les grandes lignes de l'application et défini à peu près les utilités de la cure thermale sulfurée sodique, il nous sera facile, en considérant les divers types cliniques des maladies déjà énumérées, de montrer quel pourra être, pour tel ou tel cas particulier, le bénéfice de la cure. Nous passerons sucessivement en revue les diverses formes *du rhumatisme,* quelques-unes des *affections chirurgicales traumatiques,* articulaires ou non, les formes cliniques de diverses *maladies des voies respiratoires, de diverses affections de la peau,* et, enfin, nous signalerons comment, à titre secondaire, peuvent être traitées une série d'autres affections.

*
* **

Les Affections dites Rhumatismales

Pour aborder cette question avec quelque clarté, il nous est nécessaire, tout d'abord, d'adopter une classification. Pour des raisons de commodité et aussi parce qu'elle nous semble réunir à l'heure actuelle la plus grande somme de netteté et de vraisemblance, nous avons cru pouvoir adopter la classification proposée par MM. Teissier et Roque, et c'est d'après leur terminologie que nous parlerons des diverses formes du rhumatisme. Il est évident que ce sera presque toujours des formes chroniques ou des lésions devenues chroniques qu'il s'agira ici.

Polyarthrite rhumatismale aiguë.

C'est la forme connue depuis longtemps sous le nom de *rhumatisme articulaire aigu*. Il est clair que ce ne peut être trop près de la période aiguë de cette maladie qu'il doit être question de cure thermo-minérale. Il faut même se garder d'imposer au malade les dangers d'une mobilisation trop hâtive, de crainte de réveiller la cause — on peut presque dire aujourd'hui le parasite, quoique sa démonstration soit encore à faire. — Toutefois, il faudra, dans une maladie à caractère si essentiellement déglobulisant (Hayem), se souvenir de quelle ressource sera un climat de montagne sec et ensoleillé comme celui du Vernet, en attendant que la cure thermale puisse être appliquée avec avantage, s'il venait à persister dans une articulation quelque raideur, quelque craquement ou un peu d'atrophie musculaire dans son voisinage. Il est rare, en effet, que cette forme de rhumatisme qui « lèche les jointures » laisse après elle des traces graves. Cependant, il ne faut pas oublier que, dans des cas malheureux, la polyarthrite rhumatismale aiguë peut laisser une impotence plus ou moins durable dans certaines articulations, tout spécialement au niveau des petites articulations des pieds ou des mains, et parfois même des déformations qui arrivent à simuler le terrible aspect du rhumatisme chronique progressif déformant. Les lésions ont porté alors soit, à la fois, sur les extrémités osseuses et les divers éléments qui composent l'articulation et assurent ses moyens de contention : synoviale, capsule, ligaments, tendons; soit uniquement sur les tissus périarticulaires, constituant alors ce que l'on désigne sous le nom de *rhumatisme chronique fibreux*. C'est dans ces formes qui inquiètent, et souvent lassent toute thérapeutique, que l'on verra de beaux exemples de la valeur curative des eaux sulfureuses.

Pseudo-rhumatismes infectieux.

Sous cette rubrique un peu vague viennent se ranger les diverses manifestations articulaires que l'on peut voir survenir après les infections les plus variées, les plus disparates, et causées, soit par le microbe de l'infection primitive, soit par des invasions microbiennes secondaires. Le *rhumatisme scarlatin*, le *rhumatisme puerpéral*, le *rhumatisme syphilitique*, le *rhumatisme de la pneumonie* ou de la *fièvre typhoïde* en sont des types que l'on rencontre avec une fréquence variable. Mais c'est surtout le *rhumatisme blennorragique* et le *rhumatisme tuberculeux* qui seront les types les plus fréquemment rencontrés dans la pratique.

Les lésions ici sont moins disséminées que dans la polyarthrite rhumatismale aiguë, mais elles sont aussi plus profondes et plus tenaces. Car, si souvent ces arthrites se résolvent après une réaction inflammatoire plus ou moins vive, plus ou moins grave, souvent aussi on a à redouter, soit la purulence de l'article avec une désorganisation profonde de tous ses éléments aboutissant aux luxations spontanées pathologiques, soit une ankylose intra et périarticulaire qui peut s'établir avec une rapidité déconcertante et qui, en devenant osseuse, devient irrémédiable.

Sur ces articulations profondément désorganisées par la *suppuration*, où les *luxations pathologiques* se sont produites, les ressources de toute thérapeutique médicale sont évidemment bien restreintes. Fort heureusement, ainsi que les observations de Widal et de Mercier l'ont clairement montré, purulence ne veut pas toujours dire désorganisation complète, surtout si la chirurgie a apporté son aide en temps opportun. Et souvent, après la disparition des phénomènes aigus, de l'empâtement et de la raideur plus ou moins prononcées seront les seules cicatrices encore apparentes de la maladie. Contre cet empâtement, contre cette raideur, la cure thermo-minérale sera alors toute-puissante par la nouvelle activité nutritive qu'elle apportera au niveau des téguments malades.

L'autre grave danger des arthrites de ce groupe est, nous l'avons vu, l'*ankylose*. C'est là un des méfaits les plus fréquents et les plus ennuyeux de la blennorragie et de la tuberculose, car c'est le plus fréquemment dans les arthrites rhumatismales de cette étiologie que l'on voit survenir, avec une rapidité qui déconcerte même les esprits avertis, les ankyloses les plus irrémédiables. Là encore, lorsque l'ossification a jeté ces ponts osseux qui fixent comme des chevilles profondes les surfaces articulaires, et que même les tissus périarticulaires ont été gagnés par le processus d'ossification, toute thérapeutique médicale reste sans effet. C'est peut-être dans la forme de la *spondylose rhizomélique*, disent MM. Teissier et Roque, que s'observe le mieux cette désastreuse conséquence. Il importe donc de se tenir en garde contre les cas de cette sorte et de ne pas attendre pour agir que l'ankylose soit devenue inattaquable.

Tant que l'ankylose n'est que fibreuse, surtout si la lésion est de date récente, l'espoir est permis. Et l'on peut voir des cas d'*arthrites plastiques ankylosantes de Gosselin*, des cas de *polyarthrites déformantes* qui simulent par leur aspect le rhumatisme chronique progressif, des cas de *synovites chroniques* diverses, des cas de *spondyloses rhizoméliques* ou des cas affectant la forme de *pied plat douloureux*, dans lesquels la raideur et l'impotence fonctionnelle restent longtemps améliorables par le traitement thermo-minéral sulfureux. Il faut donc savoir profiter du délai offert par la maladie.

Rhumatisme chronique progressif.

C'est la forme hideuse et terrible que l'on désigne encore en clinique sous le nom de *rhumatisme chronique déformant*. Contre l'état de désorganisation avancée où se trouvent les jointures de ces malheureux malades, contre ces lésions sans cesse progressives, la station sulfureuse, pas plus d'ailleurs qu'aucune autre thérapeutique, n'apporte un espoir certain. Toutefois, l'action d'une cure thermo-minérale sulfureuse, surtout si cette action est doublée du bénéfice d'un climat sec et ensoleillé dont on sait toute l'importance dans cette maladie, sera encore au total, grâce à son action résolutive contre les proliférations malfaisantes qui se passent dans les jointures et dans leur voisinage, une des thérapeutiques les moins décevantes et les plus profitables.

Rhumatisme dyscrasique.

Sans être de la goutte vraie, car le tophus manque ici,

et les caractéristiques anatomiques et radiographiques ne sont pas les mêmes, cette forme de rhumatisme a tellement de parenté avec la goutte qu'on l'a désignée sous le nom de *rhumatisme goutteux*. C'est peut-être dans cette classe que se recrute la majeure partie de la clientèle des malades arthritiques qui fréquentent Vernet-les-Bains. Elle forme une famille morbide mal définie, qui groupe autour d'elle un certain nombre de manifestations très différentes, mais qu'il semble bien qu'en fin d'analyse on puisse ramener à une *cause dyscrasique* (auto-intoxication) ou *toxique* (plomb, alcool). Faute d'appellation meilleure et plus précise, on continue d'appeler *arthritisme* la diathèse qui réunit ces malades sous les mêmes lois morbides générales.

Nous avons vu que, pour ce qui est des *arthritiques*, Vernet-les-Bains pouvait prétendre, soit comme station thermale, soit comme station climatérique, à leur apporter un bienfait presque assuré. Mais c'est surtout lorsque le rhumatisme goutteux, sous l'une de ses multiples formes, aura touché le malade, que les eaux sulfurées sodiques pourront l'aider à reconquérir la souplesse perdue de ses doigts ou de ses membres. La stimulation générale douce et bienfaisante qui s'exercera sur ses organes fatigués par les excès ancestraux ou personnels, les modifications apportées à l'activité nutritive ralentie ou déviée, lui procureront un soulagement certain. Qu'il s'agisse de *rhumatismes chroniques ostéalgiques*, qui, à la manière des douleurs ostéocopes de la syphilis, troublent son sommeil et le conduisent tôt ou tard à la neurasthénie; qu'il s'agisse d'atteintes de ce rhumatisme vague, le *rhumatisme ambulatoire*, qui, sous forme d'arthrites rudimentaires sans cesse en mouvement, lui interdisent une vie agréable et active; qu'il s'agisse encore d'une de ces *arthrites sèches* tenaces, que Besnier a décrites sous le nom de *rhumatisme chronique simple*, et qui peuvent provoquer des pseudo-ankyloses dues à des altérations des tissus fibreux ou tendineux entourant la jointure, et qui peuvent même s'accompagner d'atrophie musculaire; tous ces cas trouveront presque toujours amélioration ou guérison dans la cure sulfureuse thermale.

Nous citerons encore, parmi les bénéficiaires de cette classe, les cas plus rares de *rhumatismes saturnins* et de *rhumatismes alcooliques*.

Formes extra-articulaires du rhumatisme.

Avant de procéder plus avant et de passer aux formes chroniques de la goutte, nous dirons quelques mots d'affections cliniques qui, par leur allure, leur étiologie, le terrain sur lequel elles évoluent, semblent à bon droit pouvoir être rangées parmi les formes extra-articulaires du rhumatisme.

Ce sont d'abord des formes cliniques telles que la *périarthrite scapulo-humérale* qui, bien que s'attaquant aux bourses séreuses et aux tissus qui les environnent, arrivent cependant à donner une impotence fonctionnelle aussi marquée, une atrophie musculaire aussi prononcée que les formes articulaires.

Ce sont encore ces petites tumeurs fibreuses douloureuses, que l'on désigne en chirurgie sous le nom de *nodosités rhumatismales de Meynet* ou d'*indurations fibreuses de Froriep*, qui se développent autour des tendons, dans le tissu cellulaire sous-cutané ou dans les muscles, et qui gênent la souplesse des membres et entravent plus ou moins la liberté des mouvements.

Nous ferons encore entrer dans ce groupe d'autres manifestations très distinctes de la diathèse rhumatismale, mais qui pourtant semblent pouvoir être considérées les unes à côté des autres. Ce sont les diverses formes du *rhumatisme musculaire*, formes que Leube décrit comme une infection légère relevant sans doute des mêmes causes que la polyarthrite rhumatismale aiguë, et qui se présentent tantôt sous forme de douleurs lombaires : *lumbago, tour de rein;* tantôt sous la forme imprécise des ces *douleurs musculaires* que l'on voit chez les arthritiques après une exposition plus ou moins longue au froid; tantôt enfin sous la forme bien connue du *torticolis* qui, comme l'on sait, peut être musculaire ou articulaire.

Ce sont les formes très incommodes et souvent douloureuses de la *rétraction de l'aponévrose palmaire*, ce sont les formes disgracieuses et quelquefois gênantes des *nodosités d'Heberden*, de la *camptodactylie* de Bouchard et du *rhumatisme chronique biliaire* de Gilbert, Fournier et Lereboullet.

Il est d'autres affections que l'on range le plus souvent, à tort ou à raison, parmi les affections rhumatismales, et qui, en tous cas, bénéficient beaucoup d'habitude de la cure sulfureuse. Ce sont les douleurs tenaces des diverses *névralgies* que l'on observe dans le membre inférieur (nerf sciatique, fémoro-cutané, crural) et supérieur (névralgies cervico-brachiales) ou dans la face (névralgies, tic douloureux).

Les bons effets obtenus dans ce genre de maladies sont trop bien connus de tous les publics pour qu'il soit nécessaire d'y insister ici.

Plusieurs de ces formes extra-articulaires demanderont ce qu'on a appelé des *cures associées* qui varieront avec l'étiologie commune à ces affections. C'est ainsi que Vichy sera recommandé comme cure associée pour les cas de rhumatisme chronique biliaire, tandis que Royat pourra l'être pour la camptodactylie. Mais toutes ces affections, entre deux cures, se trouveront bien d'une cure thermale sulfureuse tant pour le point de vue local que général.

Goutte chronique.

Nous terminerons l'énumération de ces affections articulaires, plus ou moins liées à la diathèse arthritique, en disant comment se comporteront, vis-à-vis de la cure thermo-sulfurée, les manifestations goutteuses.

C'est évidemment lorsque la crise est passée et que le dépôt uratique s'est définitivement incorporé dans les cartilages articulaires ou dans le voisinage qu'il sera question de soumettre le malade à la cure.

Celle-ci agira comme agent prophylactique contre les crises futures en stimulant la nutrition générale du goutteux; elle servira aussi à combattre les arthropathies constituées. Elle aidera aussi bien souvent à faire disparaître une foule de *malaises* qui gâtent la vie du goutteux en dehors même des périodes de crises : *migraines, névralgies, poussées eczémateuses, conjonctivites à rechutes.*

Il est à remarquer ici que les eaux sulfurées de Vernet-les-Bains sont des eaux faiblement minéralisées, peu excitantes, convenant donc particulièrement bien à ce genre de malades trop souvent pourvus d'un système nerveux irritable et d'une circulation qu'il faut ménager.

D'ailleurs, outre les eaux, le goutteux y trouvera le climat sec et ensoleillé, dépourvu de vents, qui lui assurera le repos pour ses nerfs irritables et les éléments nécessaires pour favoriser le bon fonctionnement de ses glandes cutanées.

Ainsi, nous avons passé en revue les maladies articulaires dites rhumatismales et signalé parmi elles les formes qui sont susceptibles d'amélioration. Et nous ne croyons pas devoir insister davantage sur l'utilité de la cure thermale sulfureuse pour ces cas, tant la démonstration en semble faite depuis longtemps dans tous les esprits.

A la fin de ce chapitre, nous rappellerons seulement que, dans nombre de cas de ce genre d'affections, une diurèse abondante a besoin d'être provoquée et qu'elle sera facilement accomplie sur place grâce à une *cure de lavage* faite avec l'eau légère et pure de la *Source Pilar* dont nous avons parlé précédemment.

*
* *

Les Affections traumatiques chirurgicales.

L'efficacité des eaux du Vernet pour les affections chirurgicales et blessures de guerre fut affirmée dès 1698, puisque nous avons vu qu'à cette époque un hôpital militaire y fut installé. D'ailleurs, c'est peut-être dans ces cas que l'on peut voir les plus remarquables résultats de

la cure sulfureuse, alors que les divers traitements ré-
vulsifs ou mécanothérapiques sont en échec.

C'est naturellement le traitement externe qui prédo-
mine dans la thérapeutique de ces affections. En
mettant en œuvre diverses sortes de bains, diverses sortes
de douches, les étuves naturelles et les bains de piscine,
on peut assouplir bien des jointures plus ou moins enraidies par l'ankylose commençante, on peut soulager
bien des névralgies et des douleurs, on peut enfin
rendre la force et la tonicité à bien des muscles en voie
d'atrophie.

Vernet-les-Bains offre le remarquable avantage de
posséder des eaux *onctueuses*, grâce à la *glairine* qu'elles
renferment, et ainsi se trouve singulièrement facilitée
pour le masseur et pour le malade une série de manipu-
lations diverses. De plus, la grande piscine sulfureuse
que possède l'Etablissement permettra au blessé déjà
suffisamment rétabli d'exercer lui-même dans un milieu
curateur son membre malade.

Fractures.

Dans des *fractures simples* survenues chez des sujets
dont les réactions organiques se font un peu paresseuse-
ment, et chez qui le cal, quoique régulier, se consolide
avec trop de lenteur, la convalescence sera, dans bien

des cas, avancée de plusieurs semaines par la cure sulfureuse.

Dans les *fractures compliquées*, souvent on verra une plaie, jusque-là atone, se modifier rapidement et bour-geonner grâce à la stimulation du soufre; on verra se résorber des épanchements sanguins intra et péri-mus-culaires, disparaître des exsudats intra et péri-articulaires, tandis que les muscles en partie atrophiés reprendront peu à peu leur tonicité perdue et que les œdèmes violacés, en se résorbant, indiqueront la reprise d'une circulation active.

Il importe toutefois de ne point envoyer trop tard aux eaux ces fractures compliquées, car, comme l'a dit Rochard, « *le meilleur moyen de triompher des raideurs, des atrophies, des troubles circulatoires, est de ne pas attendre que l'âge et le temps soient venus les rendre plus tenaces* ».

Entorses.

Soit que l'apparence bénigne de la lésion ait encou-ragé des marches hâtives imprudentes, soit que la lésion ait été grave en elle-même, le patient, après plusieurs semaines, demeure fréquemment avec un pied vacillant et gonflé, une articulation aux tissus périarticulaires engorgés et aux ligaments relâchés, qui lui interdisent ou lui rendent douloureuse même une courte promenade.

Si la cure thermale ne peut être que de peu d'efficacité pour lutter contre un cal vicieux établi, des déplacements osseux ou un élargissement de la mortaise, elle peut, en revanche, donner d'excellents résultats lorsqu'il s'agit, pour rétablir une fonction compromise, d'opérer la résorption des produits plastiques qui empêchent les actions tendineuses et musculaires; de rendre leur élasticité à des ligaments relâchés; ou de lutter contre une atrophie ou une parésie musculaire menaçante. Souvent, dans ces cas, on aura la satisfaction de voir un retour rapide vers l'intégrité anatomique et fonctionnelle. Mais, ici non plus, il ne faut pas attendre que la lésion soit incurable. Lorsque trois mois après l'accident l'entorse, quoique traitée méthodiquement, laisse subsister des douleurs, du gonflement, de l'atrophie musculaire, il faut sans retard essayer de la cure thermale, sous peine de voir une infirmité s'établir.

Luxations.

Dans les luxations, même bien réduites, subsistent souvent des troubles trophiques ou circulatoires, quelquefois de la douleur et plus ou moins d'impotence fonctionnelle due à de l'atrophie ou à un peu de raideur causée par l'immobilité.

Il peut s'agir alors de *lésions nerveuses* (contusions, compression ou étirement nerveux), comme cela se voit assez souvent pour le nerf circonflexe après la luxation de l'épaule, ou bien ce sont des *arthrites* et *périarthrites* qui existent et demeurent très tenaces, rebelles à de nombreux traitements. Dans tous ces cas, après que les diverses médications auront lassé la patience du malade et du médecin, bien souvent la cure sulfureuse aura les meilleurs effets contre les *troubles trophiques*, les *parésies* ou les *impotences fonctionnelles* plus ou moins marquées. en rétablissant les fonctions nutritives des tissus atteints par le traumatisme.

Ankyloses et arthrites traumatiques.

Nous avons vu tous les bienfaits que l'on peut attendre de la médication sulfureuse thermale pour nombre d'ankyloses rhumatismales. A fortiori, pourra-t-on attendre d'excellents effets dans la grande majorité des cas d'ankyloses qui suivent les traumatismes divers, fractures et contusions.

Les bains, douches, étuves naturelles, en applications variées, auront généralement tôt fait de calmer les douleurs, de résorber les exsudats divers (séreux, hémo-séreux ou plastiques), d'assouplir et de rendre la mobilité aux articulations enraidies, de fortifier et de permettre le libre jeu des muscles et des tendons, lorsque le cas n'est pas devenu thérapeutiquement tout à fait inattaquable.

Sans insister davantage, nous signalerons encore comme bénéficiant ordinairement de la cure sulfureuse : les cas de *brides cicatricielles* de toutes sortes, les *épanchements sanguins intra-musculaires* qui persistent, les cas de *rétractions musculaires et tendineuses* après phlegmons ou sections musculaires, les *atrophies diverses* lorsque la continuité du nerf n'est pas tout à fait détruite.

*
* *

Les Maladies des Voies respiratoires.

Modes d'application des Eaux aux Voies Respiratoires.

Etant données les quelques particularités qui existent pour l'application du traitement thermal aux voies respiratoires, nous demandons la permission de revenir sur cette question déjà traitée d'une façon générale dans un précédent chapitre.

C'est par des moyens multiples que l'on peut mettre en jeu cet agent thérapeutique naturel dans la cure des maladies des voies respiratoires. L'un de ces moyens est *d'ordre général* et nous l'avons déjà étudié : c'est la *cure de boisson*. Elle se fait ici de la même manière que pour les rhumatisants, variant toutefois avec les cas et les « tempéraments ». L'eau sulfureuse absorbée produit des effets stimulants sur l'organisme en général et exerce en particulier une *action topique spéciale* sur les muqueuses pulmonaires et bronchiques, car l'on se souvient que partie du soufre vient s'éliminer au niveau du poumon. Il y a donc là une action du soufre de *dedans en dehors*, action qui, là comme ailleurs, sera *germicide, légèrement irritante* et *directement stimulatrice* des nutritions cellulaires. Cette action est plus ou moins congestive et, de ce fait, réclame toute l'attention du médecin. Mais aussi, grâce à elle s'opérera sur des muqueuses, chroniquement irritées par une inflammation torpide, une sorte de *rénovation* des tissus malades, un véritable « *décapage* » des *épithéliums* déviés, une *tonification* remarquable des divers tissus pulmonaires et bronchiques.

Pour les autres actions topiques qui s'exerceront, celles-là, de *dehors en dedans*, divers moyens s'offrent au médecin pour les mettre en œuvre au Vernet.

Par le *humage* des gaz et vapeurs qui se dégagent directement de certaines sources hyperthermales de l'établissement, on peut atteindre *tous les niveaux* de l'arbre respiratoire : nez, gorge, larynx, trachée, bronches et le lobule pulmonaire lui-même. Le humage, tel qu'il se pratique au Vernet, est une sorte d'*inhalation perfectionnée.* En effet, les vapeurs et les gaz des sources sont directement reçues et canalisées par des caisses spéciales auxquelles le malade adapte une embouchure qui lui est personnelle. Les gaz et les vapeurs arrivent ainsi au malade avec tout leur potentiel thérapeutique, avec toutes leurs possibilités curatives et, d'autre part, aucune contagion par l'air n'est à craindre ici, comme c'est souvent le cas dans les salles d'inhalation où toussent de nombreux malades.

Un instant contestée, l'utilité du humage a reçu sa consécration scientifique depuis les recherches et expériences du professeur Emmerich (de Munich) et de Cany (de La Bourboule), qui ont montré que, non seulement les gaz, mais aussi l'eau qui est introduite à l'état de vapeur avec tous ses éléments dans les voies respiratoires vont agir au loin dans le poumon et passent même dans la circulation.

S'il ne s'agit que de porter l'action sulfureuse au niveau des *fosses nasales* et du *cavum pharyngien*, c'est au *bain nasal* et au *humage* que l'on s'adresse. Le bain nasal se donne au moyen de la pipette de Depierris, instrument très simple qui, agissant seulement par le principe des vases communiquants, écarte tout danger pour l'oreille moyenne.

Si c'est le *pharynx* ou les *amygdales* qu'il s'agit d'atteindre, on le fait aisément par les *bains de bouche*, les *gargarismes* et les *pulvérisations*. Seul, le dernier procédé nécessite quelque explication. Les pulvérisations se donnent *à la palette* ou au *tamis*. Grâce à ces dispositifs très simples, — jet d'eau minérale brisé et réduit en poussière fine par projection sur une palette métallique ou au travers d'un crible, — on peut ainsi projeter sans inconvénient l'eau sulfureuse contre les amygdales et le pharynx, qui bénéficient ainsi, en dehors de l'action du soufre, d'un léger massage très utile.

Le *larynx* reçoit aussi pour une bonne part l'eau ainsi projetée. Quand on recherche une action spéciale sur cet organe on combine les *pulvérisations* avec les *humages*.

Donc, soit par voie interne, soit par voie externe, il est facile de mettre les eaux thermo-minérales en contact avec les parties malades. Avant de voir quelles maladies pourront bénéficier de leur action, nous voudrions dire quelques mots de l'action climatérique du Vernet sur les maladies des voies respiratoires.

Action climatérique.

Cette *action climatérique* est, en effet, un élément très important dans la cure des maladies respiratoires. Nous ne pouvons que répéter ici ce que nous en avons dit au chapitre des indications générales du climat du Vernet. Le malade se trouvera dans un milieu de grande montagne, à une altitude moyenne (650^m), et sera ainsi dans un air pur, exempt des germes, des poussières et des gaz qui infectent l'atmosphère des grandes villes. Il ne se produira donc aucun nouvel apport microbien dans ses voies respiratoires susceptibles ou malades, tandis que l'action tonique douce de l'altitude moyenne favorisera une ventilation pulmonaire énergique, grâce à l'expansion thoracique plus ample qu'elle provoque. L'air sec du climat régnant, d'autre part, augmentera l'évaporation pulmonaire et asséchera les muqueuses aux secrétions exagérées.

Nous n'insisterons pas davantage sur cette question déjà détaillée précédemment, et nous allons maintenant passer en revue les maladies des voies respiratoires que l'on pourra envoyer au Vernet avec l'espoir de les guérir ou de les améliorer.

La tâche nous sera facile maintenant, car, de ce qui précède, il ressort clairement, pensons-nous, que ce sont surtout les *catarrheux* qui trouveront au Vernet les éléments d'une amélioration tant dans les eaux des établissements que dans le climat lui-même.

Affections du nez.

Parmi les affections chroniques du nez, nous signalerons les bienfaits de la cure pour les « *enchifrenés habituels* ». Ce sont des sujets atteints de *rhinites chroniques simples*, liées chez l'enfant au lymphatisme et à la scrofule, chez l'adulte à l'arthritisme et à la goutte.

Dans les deux cas, les diverses médications n'ont eu, le plus souvent, aux mains des spécialistes de la ville, que des effets passagers, car, outre l'état local, c'est l'état général, la *diathèse*, qui demande des soins. Pour ces individus, la cure thermale sulfureuse agira dans les deux sens voulus et le climat viendra compléter ces heureux effets.

Dans les *rhinites spasmodiques* comme dans l'asthme, nous le verrons, il est difficile d'ériger en loi générale une conduite thérapeutique, étant données la bizarrerie, l'individualité de l'affection. Mais on peut dire que les eaux sulfurées douces de Vernet-les-Bains, jointes à l'action de son climat de moyenne altitude, soulagent parfois beaucoup les personnes atteintes de cette affection capricieuse, pourvu qu'on les envoie en dehors de la saison des foins (mai et juin).

Affections du pharynx.

Au premier chef la station se recommande pour les *catarrhes naso-pharyngiens* à forme humide. L'affection se complique souvent chez les enfants d'*otite moyenne*, pour laquelle un climat sec et l'air léger de la montagne se recommandent tout spécialement, tandis que la cure thermale assèche le catarrhe et permet aux muqueuses boursouflées par l'hypertrophie de laisser passer plus librement peu à peu l'air de la respiration.

Parmi les diverses pharyngites chroniques, ce sont également des *pharyngites glanduleuses du jeune âge* et des *pharyngites granuleuses des orateurs*, — pharyngites dans lesquelles l'élément catarrhal est abondant, — que la cure tirera ses meilleures indications.

Dans plusieurs affections du nez et de la gorge où le traitement chirurgical est le traitement de choix, les bienfaits de ce traitement chirurgical seront heureusement complétés par un traitement thermal sulfureux. Il en est ainsi *après les interventions* pour *rhinites hypertrophiques*, pour *amygdalites chroniques, adénoïdites* ou pour *pharyngites granuleuses*.

Affections du larynx.

Parmi les laryngites chroniques, la *laryngite glanduleuse des chanteurs* est une affection très rebelle, et tous les spécialistes savent de quel secours peut être, à un moment donné, un traitement thermo-minéral par humages et pulvérisations, surtout si ce traitement se double d'un séjour de montagne dans un climat sec, à l'abri des poussières irritantes.

Signalons encore l'amélioration possible de certains troubles de la phonation dus à des *arthrites chroniques des petites articulations du larynx* d'étiologies diverses.

Affections de la trachée, des bronches et des poumons.

Dans toutes les affections chroniques de l'arbre respiratoire proprement dit, c'est surtout *l'abondance du catarrhe* qui devra faire diriger le malade sur Vernet-les-Bains.

Avant d'aller plus loin, il nous faut dire de suite que, par raison de prophylaxie pour la clientèle qui fréquente la station, *les tuberculoses pulmonaires en évolution ne sont pas admises dans les Etablissements.*

La double action générale et locale de la cure thermale, jointe à l'action propre du climat, apportera l'amélioration, la guérison même, à nombre de malades atteints, soit de trachéo-bronchites chroniques simples où l'état général reste bon, mais où l'expectoration muco-purulente marquée résiste aux nombreuses autres médications essayées; soit surtout dans les cas de *bronchites chroniques diathésiques*, que l'on rencontre chez les jeunes *scrofuleux* et *lymphatiques*, chez les *herpétiques* dont l'eczéma, le lichen ou les éruptions urticariennes ont cessé lors de l'installation de la toux pour reprendre souvent ensuite lorsque celle-ci s'est améliorée, chez les *arthritiques*, les *rhumatisants* ou les *goutteux*, chez les *diabétiques* et les *albuminuriques*.

Dans *l'asthme*, de même que dans les rhinites spasmodiques, la variabilité des réactions individuelles est trop grande pour qu'il soit permis de tirer une règle de conduite unique pour le traitement de cette affection. Pourtant, il nous semble légitime de dire qu'en règle générale les cas d'*asthme s'accompagnant d'un élément catarrhal abondant*, comme on l'observe souvent chez les strumeux ou les lymphatiques et chez quelques arthritiques, le bénéfice de la cure sulfureuse au Vernet ne semble pas douteux. D'autre part, le changement d'air à l'altitude, l'absence de vent, — ce grand ennemi des asthmatiques, — et la grande régularité de la moyenne barométrique seront, sans aucun doute, un soulagement assuré pour le malade.

De même seront soulagés, par l'action combinée de ces facteurs divers, les cas d'asthme chez les *herpétiques*. On a désigné ces formes d'asthme sous le nom expressif d'*asthmes à bascule*, car, souvent, on voit une dermatose existante (eczéma, lichen, urticaire) être atténuée ou supprimée par la venue d'une crise d'asthme, ou vice versa un asthme pourra être amélioré par l'apparition d'une dermatose de ce genre. Dans ces cas, les eaux sulfurées douces du Vernet permettront de combattre à la fois et l'asthme et la dermatose.

Ce que nous avons dit plus haut des asthmatiques pourrait être également dit des *emphysémateux*. Soit que l'emphysème provienne de l'asthme existant, soit qu'il aie pour cause des bronchites répétées ou une bronchite chronique de longue durée, si *l'élément catarrhal domine*, une cure thermale atténuera leur dyspnée et leur toux en modifiant heureusement les secrétions, en fortifiant les muqueuses, tandis que l'altitude moyenne sera le plus souvent un adjuvant précieux par la facilité de respiration qu'elle leur donne et par la légère gymnastique respiratoire qu'elle leur impose.

Nous terminerons cette énumération en signalant deux nouveaux points relatifs aux maladies respiratoires.

C'est d'abord le bénéfice que trouveront au Vernet, grâce au climat et aux eaux, les divers *convalescents des maladies pulmonaires aiguës* dont le rétablissement est long et délicat : nous voulons parler ici d'affections telles que les *pneumonies à résolution lente*, la *spléno-pneumonie de Grancher* et les *diverses broncho-pneumonies non tuberculeuses*.

Le second point sur lequel nous voudrions attirer l'attention est le fait qu'on trouvera toujours dans la cure sulfureuse un précieux auxiliaire toutes les fois qu'il s'agira de donner au traitement antisyphilitique toute sa valeur et toute son intensité pour les *maladies syphilitiques des voies respiratoires : rhinites ulcéreuses* d'origine héréditaire ou acquise, *laryngites ulcéreuses, bronchites syphilitiques*.

*
* *

Les Dermatoses.

Les eaux sulfureuses ont une action heureuse qui, pour n'être pas encore expliquée dans tous ses effets, n'en est pas moins réelle et incontestable dans bon nombre de maladies ou affections de la peau. Si, en effet, on peut assez facilement s'expliquer quelques-unes des actions obtenues, soit par la *thermalité*, qui, à des degrés divers, active le fonctionnement circulatoire, glandulaire et nerveux de la peau, soit par le *pouvoir antiseptique*, bien démontré par de récentes expériences, dont jouissent ces eaux, on en est réduit à exprimer par des mots vagues, un peu mystérieux, certaines actions réelles que l'on constate sans se les expliquer dans leur essence. C'est ainsi que l'on parle d'*action résolutive*, d'*action substitutive*, d'*action kérastoplastique*, d'*action antiprurigineuse*, sans savoir comment caractériser autrement une transformation à laquelle on assiste sans en saisir le mécanisme intime. Tout au plus, est-il permis de penser qu'à toutes ces actions heureuses ne doivent pas être étrangères les propriétés spéciales des eaux thermo-minérales : conditions de *pression osmotique*, d'*ionisation*, d'*isotonie* parfois, de *conductibilité électrique*, de *radio-activité*, peut-être d'*état colloïdal*, où se trouvent les divers éléments qui les constituent. Est-il besoin d'ailleurs de toujours s'expliquer un effet thérapeutique pour en tirer profit? L'histoire de la thérapeutique est là pour nous dire le contraire.

L'*action générale* obtenue s'explique ici, comme pour les autres maladies, par une *diminution notable des fermentations intestinales* (recherches de Simon et Ayrignac, de Simon et d'Ameuille), et aussi par cette action spéciale dont nous avons déjà parlé bien souvent au cours de cet écrit, le *remontement général* que l'on observe au cours de la cure sulfureuse.

L'*action locale* s'obtient par des séries nuancées d'application des eaux, telles que *bains*, *douches* diverses, mais c'est surtout par les *pulvérisations* que l'on peut agir doublement par action topique propre de l'eau et par une sorte de massage dont on gradue aisément l'intensité.

Les Maladies Parasitaires.

Ces diverses façons d'agir du soufre thermo-minéral sur l'organisme nous aident à comprendre un peu les bons résultats que l'on obtient presque toujours dans les maladies de la peau considérées aujourd'hui comme *parasitaires*. Dans l'*acné*, dans un certain nombre d'*ecthymas*, dans les *folliculites*, les *furonculoses*, l'*érytrasma*, le *pityriasis versicolor*, l'*impétigo*, on est presque assuré du succès thérapeutique. C'est certainement dans l'*acné rebelle* que l'on voit les résultats les plus encourageants, alors que les autres traitements n'ont réussi que peu ou prou.

Les Affections cutanées.

Dans d'autres cas de maladies de la peau, dont la cause et la pathogénie sont moins bien déterminées, on voit souvent des résultats d'autant plus intéressants qu'ils sont parfois inespérés. Mais dans la pratique hydro-minérale comme dans la thérapeutique du spécialiste, on a à compter avec une variabilité très grande des effets, suivant la « *personnalité morbide* », suivant la « dominante étiologique » de chaque malade.

C'est ainsi que l'on voit fréquemment des cas rebelles de *prurits nerveux*, d'*éruptions urticariennes*, de *névrodermites diverses*, d'*eczémas*, céder et quelquefois guérir par la cure sulfureuse. Il faut remarquer ici combien est favorisée une station possédant une gamme nombreuse de sources à thermalité et à composition différentes, qui permettent de nuancer et de graduer les effets thérapeutiques. Un climat sec, dépourvu de vents irritants qui soulèvent et charrient les poussières, est, d'autre part, un privilège précieux.

Parfois, on peut observer, surtout dans les eczémas,

une sorte de *poussée* nouvelle au début du traitement. Mais, loin d'être toujours nuisible, cette poussée sera le plus souvent le signal d'une régression plus ou moins rapide, plus ou moins complète, d'une dermatose d'allure torpide telle qu'un eczéma de vieille date.

Quoi qu'il en soit, dans de nombreux cas, les dermatoses traitées s'améliorent : dès les premiers jours, le malade sent son prurit diminuer, il dort la nuit et ne se gratte plus; le suintement diminue peu à peu et un épiderme nouveau, lisse et normal, se forme sous les pellicules de desquamation.

Il y a lieu de remarquer que très souvent ces mêmes malades, chez qui l'hydrothérapie ordinaire n'avait pu être tolérée et avait même parfois provoqué des effets désastreux sur l'éruption, supportent les bains d'eau thermo-minérale avec la plus grande facilité, peut-être grâce à une sorte d'isotonie naturelle, ce qui permet de mettre en œuvre une thérapeutique efficace.

Nous dirons encore que, souvent, l'*herpès*, et parfois le *psoriasis* et les *pseudo-pelades* sont grandement améliorés par la cure sulfureuse. Il semble que c'est surtout à l'action générale salutaire s'exerçant sur le système nerveux en général que l'on peut attribuer ces bons résultats. Pour le psoriasis, on sait d'autre part quel agent de décapage de premier ordre est le soufre thermal.

L'Avarie.

Il est enfin une action que tout le monde reconnaît comme propriété importante aux eaux sulfureuses, c'est leur action remarquable dans le traitement de l'*avarie*. Cette action peut être mise en œuvre dans des buts divers et également profitables au malade.

Il est bien établi aujourd'hui que les précipités d'albuminates de mercure qui se produisent dans l'organisme au cours du traitement antisyphilitique sont aisément dissous à nouveau en présence des eaux sulfureuses.

Dans un premier ordre de faits, on sait que ces précipités albumineux peuvent, grâce à leur gangue organique, persister, épars dans les tissus, très longtemps après un traitement mercuriel. Une cure sulfureuse pourra donc, en libérant l'organisme de ce *mercure latent*, permettre la *démercurialisation de l'individu*, et l'on obtiendra ainsi un organisme prêt à subir de nouveaux traitements, et ayant acquis « une réceptivité médicamenteuse » nouvelle et augmentée.

D'un autre côté, dans le cas où, pour quelque raison impérative, on voudrait appliquer un *traitement mercuriel intensif*, la cure sulfureuse associée donnera la possibilité d'appliquer ce *traitement* avec tout l'effet désirable, car chaque parcelle de mercure sera ainsi utilisée.

Un autre bienfait de la cure sulfureuse chez les syphilitiques est encore à dire ici : c'est son effet anti-anémique. On sait, en effet, combien cette maladie est épuisante pour l'organisme tout entier, tant par elle-même que par les traitements qu'elle impose. Dans le chapitre qui suit, nous considérerons les effets de la cure sur les diverses anémies, et entre autres sur l'*anémie syphilitique*.

*
* *

Les Anémies diverses.

Nous avons dit toute l'activité nutritive nouvelle communiquée à l'organisme par la cure sulfureuse, nous avons donné les caractéristiques du climat de la station, doux et tonique, on en peut déduire immédiatement le bénéfice que comporte un séjour au Vernet pour des ané-mies de diverses sortes. En effet, les *anémies de la convalescence* des fièvres graves et longues (typhoïde par exemple) et qui se produisent tant du fait de la fièvre même que du fait des diètes prolongées que celles-ci exigent, les anémies profondes dues au *paludisme* ou à la *malaria*, les anémies chez les *syphilitiques*, résultant à la fois de la maladie et de son traitement épuisant pour l'organisme, les anémies de la *puberté*, les *chloro-anémies*, voire même les anémies liées à un *empoisonne-*

ment chronique (plomb, mercure), toutes trouveront là des indications thérapeutiques bien définies. Le malade aura bientôt la sensation de retrouver ses forces perdues. Il se produira en lui une stimulation physiologique générale, grâce au remontement spécial et aussi grâce à cette augmentation des activités de réduction de l'hémoglobine signalée plus haut qui s'élèvent, nous le savons, d'un tiers environ.

Il ne semble pas, tant la question est claire, qu'il soit besoin d'y insister davantage.

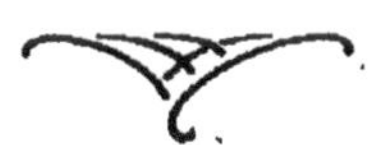

IV

INDICATIONS SECONDAIRES

Les diverses maladies ou affections que nous allons maintenant passer en revue n'ont plus des indications aussi précises et aussi nettes que les précédentes. Ce ne sont plus guère que des *indications secondaires*. Malgré le titre sous lequel nous les rangeons, nombre d'entre elles peuvent être encore très améliorées par la cure; toutefois, nous nous bornerons pour elles à une esquisse rapide.

*
* *

Maladies des Voies digestives.

Il est certain que, dans de nombreux cas, ce n'est pas aux eaux sulfureuses que le médecin enverra le malade souffrant des voies digestives. Et, de fait, les eaux sulfureuses, même les eaux sulfurées alcalines douces, ne peuvent prétendre à guérir maintes de ces affections. Toutefois il ne faut pas oublier que souvent un goutteux, un diabétique, un obèse, une chlorotique, un ancien paludéen ou un vieux catarrheux, trouveront au Vernet les moyens d'améliorer parallèlement l'affection qui les amène et les symptômes gastriques ou intestinaux qui les tourmentent.

Prises en boisson ou en lavements, les eaux sulfureuses alcalines du type Vernet, par leur thermalité, par les dégagements gazeux qui se produisent dans l'estomac et dans l'intestin, par leur action antiputride et antifermentescible, par leurs effets stimulants propres, pourront améliorer l'état de bien des malades, et l'on verra chez ceux-ci les douleurs se calmer, les digestions s'améliorer et se régulariser, en même temps que l'appétit reviendra vers la normale.

C'est donc dans les cas de *dyspepsies*, d'*entérites*, d'*entéro-colites*, qui s'observent chez les *goutteux*, chez les *diabétiques*, chez les *obèses*, chez les *chlorotiques*, les *paludéens* et les *nerveux*, que pourront se recruter les malades qui viendront boire aux sources des Établissements et soigner ainsi en même temps la cause générale et les symptômes de leurs affections. Ceci permettra d'ailleurs l'attente, dans des conditions favorables, si, pour un symptôme particulier, il était besoin plus tard d'avoir recours à une *cure associée*, soit à Vichy, soit à Royat ou dans toute autre station pour laquelle se poserait une indication plus spéciale.

Les eaux sulfurées alcalines peuvent encore, dans les affections des voies digestives, être employées, suivant les moyens de l'hydrothérapie ordinaire, en bains et en douches diverses que l'on peut combiner avec des massages prudents de l'abdomen. Un massage efficace et doux, facile à régler et bien supporté du malade, peut être administré grâce à la douche *sous-marine* ou *Tivoli* dont nous avons déjà parlé.

*
* *

Affections Utéro-Annexielles.

Les eaux sulfureuses ont une action spéciale sur l'appareil utéro-ovarien. Elles ont une action excito-motrice sur la fibre utérine et aussi sur les fibres lisses des artérioles utérines. C'est probablement par l'intermédiaire du système nerveux central que s'exerce cette action. Quoi qu'il en soit, du fait de cette action, qui peut être assez vive pour donner parfois des douleurs pelviennes et provoquer un flux aqueux, phénomène que l'on a désigné sous le nom d'*hydrorrhée thermale*, les eaux sulfureuses jouissent de certaines énergies que l'on peut employer en thérapeutique : elles sont *emména-gogues* et *hémostatiques*.

D'autre part, du fait de leur action générale sur l'organisme, elles agissent puissamment sur la nutrition et seront employées avec avantage dans les *affections utérines torpides*, que l'on rencontre plus spécialement chez les *scrofuleuses*, les *herpétiques* ou les *syphilitiques*.

Il ressort de ce que nous venons de voir que dans les cas d'*aménorrhées* ou de *dysménorrhées primitives*, dues à une nutrition languissante, à une sorte de « *torpeur utérine* » que l'on rencontre surtout chez les chloro-anémiques, chez certaines hystériques, les malades verront bientôt les fonctions naturelles s'établir régulièrement, grâce à l'action tonique des eaux sulfureuses, tandis que tout l'organisme, dont les fonctions nutritives se faisaient mal, sera amélioré du fait de l'action générale exercée par la cure. Il en sera de même dans les *dysménorrhées* et *névralgies utéro-ovariennes* que l'on rencontre chez les *rhumatisantes* ou les *goutteuses* et qui sont des manifestations de la diathèse, des sortes de « *migraines utérines* », selon le mot de Jaccoud et Labadie-Lagrave.

Dans les cas de ménorrhagies et de métrorrhagies, il convient de faire certaines restrictions quant à l'application des eaux sulfureuses dont l'emploi demande à être surveillé de très près. Les métrorrhagies liées à la présence d'un gros fibrome, par exemple, ne relèvent guère des eaux sulfureuses. De même, il faudra se méfier de leur emploi dans les cas de métrites à forme hémorragique abondante. C'est surtout dans les cas de *poussées congestives utérines* chez les *arthritiques*, chez les *hystériques*, chez les *chloro-anémiques*, que les eaux sulfureuses trouveront bon emploi. Elles agiront de même de façon heureuse dans les cas de *métrites des scrofuleuses* ou de *métrites des arthritiques*.

De ce que nous venons de dire, on peut conclure que les eaux du Vernet ne réclament pas les affections utéro-annexielles comme affections de premier plan. Toutefois, il est certain que, dans nombre de cas, des malades venues faire la cure sulfureuse pour une autre affection (arthrites diverses, dermatose ou anémie, par exemple) trouveront un grand soulagement, sinon la guérison, d'une affection utéro-annexielle gênante, anémiante ou douloureuse.

*
* *

Les Maladies du Système nerveux.

Il est enfin toute une série de malades ou de surmenés du système nerveux qui trouveront au Vernet, dans les avantages de la cure sulfureuse et du climat, un soulagement ou une guérison à leurs maux.

Ce sont, tout d'abord, les nombreux malades que l'on fait entrer dans la grande classe des *neurasthéniques*. Sous ce vocable, nous entendrons ici, surtout les neurasthénies secondaires, les *neurasthénies somatiques;* celles-ci sont dues surtout, chez des neuro-arthritiques, à la faillite du système nerveux à l'occasion de surmenage ou à l'occasion d'un fléchissement fonctionnel ou organique d'un de leurs appareils. Chez ces malades, qui ont besoin avant tout d'un « *remontement* » général, la cure sulfureuse, — surtout si elle s'opère à l'altitude moyenne et dans un climat comme celui du Vernet, sec, ensoleillé, dépourvu de vents, — sera très efficace et l'on verra, après quelques semaines, repartir vers la ville ces neurasthéniques transformés.

D'autres malades du système nerveux feront également ment avec avantage un séjour au Vernet : ce sont les *choréiques*, chez qui persistent un épuisement nerveux, une sorte d'apathie intellectuelle et physique; ce sont encore les *déprimés*, les *surmenés* et les *hypocondriaques* divers.

V

CONCLUSION

Résumé et Contre-Indications.

En résumé, et pour conclure, seront indiquées pour les eaux sulfurées sodiques de Vernet-les-Bains :

1° Les *affections rhumatismales diverses* et la *goutte*, en dehors de leurs états aigus;

2° Les *affections traumatiques chirurgicales* telles que : fractures, entorses, luxations et arthrites traumatiques diverses;

3° Les *affections catarrhales du nez et des voies respiratoires proprement dites;*

4° Les diverses *dermatoses parasitaires*, et *quelques autres*, telles que les eczémas, l'herpès, certains prurits, etc... *L'avarie*, surtout dans les périodes intercalaires du traitement;

5° Les *anémies diverses* (convalescence, chloro-anémies, paludisme, etc...).

A titre d'indications secondaires, nous citerons encore:

Certaines dyspepsies, surtout les formes atoniques chez les arthritiques, goutteux, etc..., venus pour traiter d'autres affections.

Certaines affections utéro-annexielles, telles que les aménorrhées ou dysménorrhées primitives, surtout celles survenues chez des arthritiques, des lymphatiques, etc..., et diverses métrites se rencontrant chez ces mêmes malades.

Certains *nerveux*, enfin, tels que les *surmenés*, les *neurasthéniques* et les *hypocondriaques*.

*
* *

Parmi les maladies que nous venons d'énumérer comme relevant de Vernet-les-Bains, il existe, toutefois, quelques *contre-indications*. Ce sont tout d'abord, pour raison de prophylaxie, les *tuberculoses pulmonaires en évolution;* ce sont ensuite les *états aigus des diverses affections chroniques dont nous avons parlé* plus haut; et ce sont enfin les *cas de cachexie trop avancée* (albuminuries graves, cardiopathies non compensées), qui ne pourraient qu'être aggravés par le coup de fouet inopportun des eaux et de l'altitude.

PERPIGNAN
IMPRIMERIE DE L'INDÉPENDANT
——
1914